BEI GRIN MACHT SICH IHR WISSEN BEZAHLT

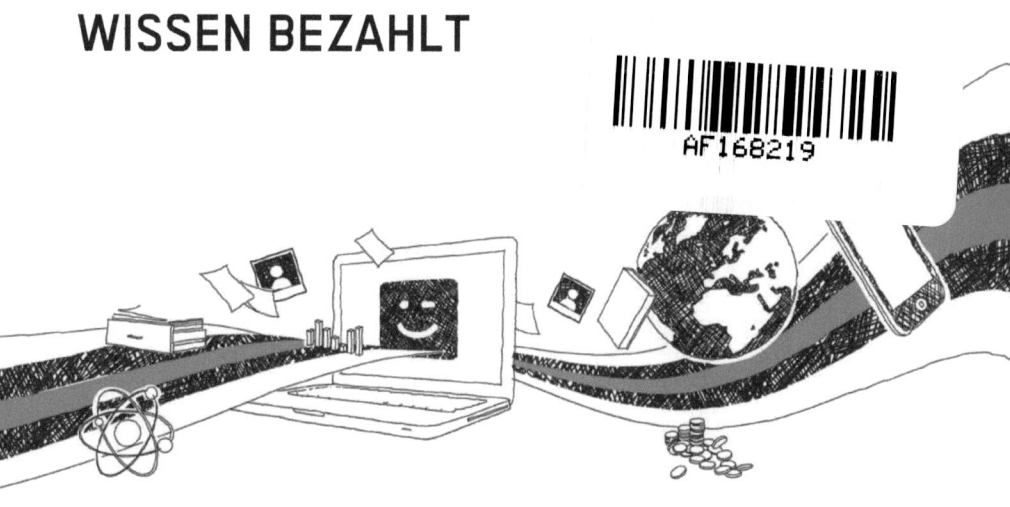

Gesundheitsmanagement. Retail clinics

Analyse des Marktumfelds

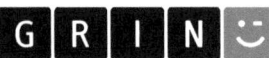

Bibliografische Information der Deutschen Nationalbibliothek:

Die Deutsche Nationalbibliothek verzeichnet diese Publikation in der Deutschen Nationalbibliografie; detaillierte bibliografische Daten sind im Internet über http://dnb.d-nb.de abrufbar.

ISBN: 9783346314840
Dieses Buch ist auch als E-Book erhältlich.

© GRIN Publishing GmbH
Trappentreustraße 1
80339 München

Druck und Bindung: Books on Demand GmbH, Norderstedt Germany
Gedruckt auf säurefreiem Papier aus verantwortungsvollen Quellen

Das Buch bei GRIN: https://www.grin.com/document/962756

Deutsche Hochschule für
Prävention und Gesundheitsmanagement
Hermann Neuberger Sportschule 3
66123 Saarbrücken

<u>Bitte Zutreffendes ankreuzen:</u>

_X_ Hausarbeit

__ Skript

Modul:	Gesundheitsmanagement II
Studiengang:	Master Prävention und Gesundheitsmanagement
Studienort:	München

Inhaltsverzeichnis

1 Konzeptionelle Bezugsrahmen

In der vorliegenden Arbeit wird das Geschäftsmodell der „retail clinics" näher beleuchtet und über eine mögliche Übertragung ins deutsche Gesundheitssystem diskutiert. Um die Strukturen im Gesundheitsmanagement aus unternehmerischer Sicht zu untersuchen, bedarf es einem systematischen Vorgehen. Der Geschäftsmodellansatz, sowie die Analyse der Sachfunktionen, stellen zwei Verfahren dar. Diese werden im Folgenden näher beleuchtet.

1.1 Geschäftsmodellansatz

Beim Geschäftsmodellansatz sollen fünf Teilmodelle untersucht werden, aus welchen sich ein Geschäftsmodell zusammensetzt. Aus der Analyse der Teilmodelle ergibt sich die Antwort auf die Frage „What is your business" (Drucker, 1954).

Eine genaue Definition vom Geschäftsmodellansatz gibt es bis heute nicht, so gibt es verschiedene Ansätze.

Ziel ist es, mithilfe einer Geschäftsmodellanalyse, einen vereinfachten Überblick über alle Geschäftsaktivitäten zu erhalten. Je nach Ansatz werden verschiedene Teilprozesse zur Analyse vorgegeben – im Folgenden soll der Ansatz des im Studienbriefes erläuterten Modells (siehe Abb. 1) zugrunde gelegt werden.

Wichtig ist es, im Rahmen einer Analyse, das Unternehmen ganzheitlich zu betrachten. Hierzu gehören neben den externen Faktoren, die für ein erfolgreiches Unternehmen wichtig sind, auch die internen Abläufe. Dies führt dazu, dass sowohl die Umwelt des Unternehmens, als auch die verfügbaren Ressourcen analysiert werden müssen (Hungenberg, 2014).

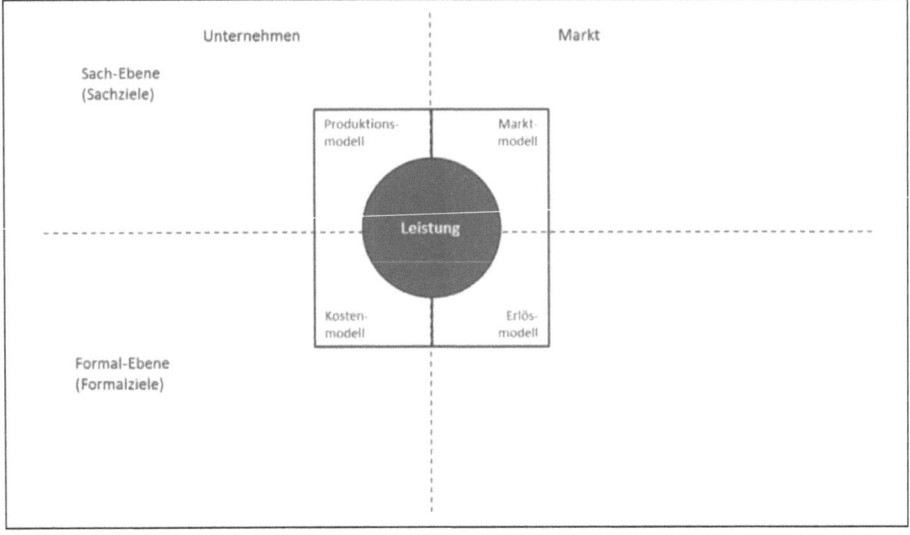

Abb.1 Struktur von Geschäftsmodellen (Studienbrief Dhfpg)

Wie in der Grafik zu sehen, wird einerseits zwischen Unternehmens- und Marktseite unterschieden, andererseits zwischen Sach- und Formalzielen. Die Unternehmensseite beschreibt die Abläufe in der Organisation, auf der Marktseite werden die Gegebenheiten auf Markt, in denen das Unternehmen agiert, untersucht. Die Sachziele beschreiben die Leistung, welche angeboten werden soll, die Formalziele wiederrum geben einen Einblick über die finanziellen Aspekte, die sich aus der angebotenen Leistung ergeben.

Da wir uns im Gesundheitsmarkt befinden, wird ein Fokus auf die Sachziele gelegt. Dieser ist meist der Erhalt oder Wiedererlangung von Gesundheit. Durch den gesetzlichen Rahmen ist in diesem Marktumfeld meist das Ziel, kostendeckend zu arbeiten. Der finanzielle Profit steht meist nicht im Fokus des Handelns.

Das vorliegende Geschäftsmodell wird in 5 Teilmodelle unterteilt: Das Leistungsmodell, das Marktmodell, das Produktionsmodell, das Kostenmodell, sowie das Erlösmodell. Im folgenden Abschnitt wird jedes Teilmodell näher betrachtet.

Im Mittelpunkt steht das **Leistungsmodell**. Auf dieser Ebene wird die erbrachte Leistung untersucht und beschrieben. Das Leistungsmodell umfasst hierbei beide Ebenen, sowohl die Unternehmens- und Marktseite, als auch die Sach- und Formalziele. Ausgangspunkt ist ein Problem oder ein Bedarf beim Kunden, was zu einer Nachfrage führt. Der Lösungsbeitrag des Anbieters (Studienbrief, S.40) stellt die Leistung gegenüber dem Kunden dar. Bei der Leistung kann zwischen „Kern- und Zusatznutzen" (Studien-

5

brief, S.40) differenziert werden. Die Basisleistung umfasst hierbei die eigentliche Leistung, welche das Problem des Kunden bedient. Die Zusatzleistungen sind jene, die über den eigentlichen Zweck hinausgehen und eine Serviceleistung darstellen. Dies können zum Beispiel Leistungen sein, welche einen Krankenhausaufenthalt angenehmer gestalten.

Das **Marktmodell** untersucht die Frage, „was braucht der Markt?" (Studienbrief, S.41). Außerdem werden weitere Akteure auf dem Markt gesucht, denen das Unternehmen gegenüber steht. Auch die Ordnung und Struktur der Märkte, auf denen das Unternehmen agiert, wird hier untersucht. Betrachtet wird ebenfalls, wie hoch die Nachfrage nach der angebotenen Leistung ist und wie die Zahlungsbereitschaft für dieses aussieht. Insgesamt soll der vorhandene Markt beobachtet und analysiert werden, um Potentiale und Entwicklungen auf dem Markt zu erkennen. Wettbewerber werden betrachtet und Kundenbeziehungen analysiert, um zu schauen, wie das Kundenbeziehungsmanagement gestaltet werden kann. Die Distribution, sowie die Kundensegmente zu betrachten, spielt für das Marketing ebenfalls eine wichtige Rolle.

Durch die Analyse des **Produktionsmodells** kann die Wertschöpfungskette für die angebotene Leistung dargestellt werden. Hier werden die Ressourcen – sowohl technische, als auch Humanressourcen - betrachtet. Aktivitäten und Prozesse (Studienbrief, S.43), die im Unternehmen ablaufen, sowie Kooperationen und Netzwerkpartnerschaften, welche dazu beitragen, die Leistung in vollem Umfang anbieten zu können, werden in diesem Schritt untersucht.

Vor allem im Gesundheitssektor müssen dabei verschiedene Leistungsanbieter zusammen betrachtet werden, da sie für den Erfolg der Behandlung unabdingbar sind. Kooperationen und Netzwerke sind in diesem Sektor enorm wichtig, Leistungsvereinbarungen und Ablauforganisationen müssen klar geregelt sein.

Das **Erlösmodell** beinhaltet alle Einnahmen, die durch die Leistung oder sonstige finanzielle Mittel entstehen. Somit bildet das Modell alle direkten und indirekten Erlöse ab (Wirtz, 2001). Im Gesundheitswesen gibt es selten eine direkte Finanzierung durch die Nachfrager des Systems. Viele finanzielle Ressourcen werden durch staatliche, beziehungsweise öffentliche Förderungen zur Verfügung gestellt.

Im Gegensatz dazu werden im Rahmen des **Kostenmodells** alle anfallenden Kosten betrachtet, welche größtenteils die der Leistungsproduktion sind. Hierzu gehören zum Beispiel die Personal- und Materialkosten, aber auch alle anderen Kosten, die zur Leistungserstellung notwendig sind (Dietrich, 2015).

Alle fünf Modelle ergeben ein Gesamtbild des betrachteten Unternehmen.

Eine alternative Möglichkeit zur Analyse eines Unternehmens ist die Analyse nach Sachfunktionen, wie im Folgenden erläutert.

1.2 Analyse nach Sachfunktionen

Im Rahmen der Analyse nach Sachfunktionen werden alle Organisationsaufgaben eines Managers in einzelne Teilbereiche aufgespalten. Diese einzelnen Teile bilden die Sachfunktionen. Zu diesen gehören das „Leistungsmanagement, Kundenmanagement, Finanzmanagement, Personalmanagement und das Informationsmanagement" (Busse et al., 2017).

Im allen Bereichen können Managemententscheidungen getroffen werden. Oft werden die Entscheidungen durch gesetzliche Vorgaben gelenkt und beeinflusst, bei anderen Entscheidungen gibt es weniger oder keine hemmenden Faktoren.

Die Anzahl der potentiellen Einflussfelder und Einflussmöglichkeiten spiegeln sich in den Freiheitsgraden wieder.

Vor allem im Gesundheitswesen werden die Akteure durch viele Vorgaben und Gesetze beeinflusst. Diese Rahmenbedingungen bestimmen maßgeblich die Anzahl der Freiheitsgrade, die dem Akteur beim Management des Bereichs bleiben.

Im Folgenden betrachten wir die Freiheitsgrade in den Bereichen Leistungsmanagement, Kundenmanagement und Finanzmanagement eines niedergelassenen Arztes. Am Ende des Abschnitts betrachten wird anhand der Erkenntnisse die Ebene mit den meisten Freiheitsgraden betrachtet.

Zuerst betrachten wir das **Leistungsmanagement** und schauen uns die Entscheidungsmöglichkeiten im Management dieses Bereichs an. Grundsätzlich kann sich ein Arzt, der die Approbation besitzt, überall niederlassen und die „ambulante ärztliche Versorgung" (Studienbrief, S.73) übernehmen. Allerdings besteht hier bereits eine Beschränkung durch die kassenärztliche Vereinigung, welche nur eine gewisse Anzahl an Vertragsärzten pro Region zulässt. Somit ist der Arzt von den Vorgaben der kassenärztlichen Vereinigung abhängig, wo er seinen Beruf ausüben darf.

Eine Entscheidungsfreiheit besteht im Rahmen der angebotenen Leistung. So kann die Fachrichtung frei gewählt werden. Voraussetzung hierfür sind die Facharztweiterbildungen, für die die Landesärztekammern zuständig sind. Bei der Behandlung eines Patienten, unabhängig der Fachrichtung hat der Arzt wenig Spielraum. Gesetzliche Vorschriften und klare Schemas, nach denen die Leistungen bei den Krankenkassen abgerechnet werden können, schränken die Entscheidungsfreiheit des Arztes ein.

Darüber hinaus besteht beim Leistungsmanagement die Wahl der Niederlassungsform. Hier existieren verschiedene Formen – von der Einzelpraxis bis hin zum medizinischen Versorgungszentrum. Jede Form hat Auswirkungen auf die genaue Art der Leistungserbringung. Auch können Praxisnetze oder Kooperationen mit Krankenhäusern einen Einfluss auf die für den Patienten angebotene Leistung haben. In diesem Bereich besteht ein großer Spielraum, wie der Arzt arbeiten möchte und seine Leistung anbieten möchte.

Das **Kundenmanagement** unterliegt klaren gesetzlichen Vorschriften. So ist jede Form von Werbung für die eigene Leistung, jeder Vergleich mit anderen Anbietern oder sonstiges Marketing für das eigene Angebot untersagt.

Das Kundenmanagement läuft somit über die persönliche Vor-Ort Betreuung, sowie Informationen über andere Kanäle, wie zum Beispiel der eigenen Homepage, ab. Auch für die Homepage schreibt das Teledienstgesetzt vor, welche Informationen die Seite beinhalten muss und darf.

Durch qualifiziertes, freundliches Personal oder eine gute Wahl des Standortes bezüglich Lage, Erreichbarkeit und der Räumlichkeiten kann der Ruf, sowie das Image der Praxis verbessert werden. Auf diese Teilbereiche des Kundenmanagements hat der Arzt selbst Einfluss und kann diesen mitgestalten.

Ein weiterer Bereich, in denen sich die Arztpraxis von der Konkurrenz abheben kann, ist zum Beispiel die Kommunikation mit den Patienten. So können Terminerinnerungen, oder eine gute Kommunikation auf sozialen Netzwerken die Zufriedenheit erhöhen. Insgesamt sind die Möglichkeiten des Kundenmanagements für eine Arztpraxis allerdings aufgrund der Vorgaben stark eingeschränkt. Lediglich eine bessere Leistung durch Qualität, Ausstattung der Räumlichkeiten, einer guten Kommunikation mit Kunden oder eine Prozessoptimierung (z.B. Reduktion der Wartezeiten), kann für ein positives Kundenmanagement genutzt werden.

Das **Finanzmanagement** ist ebenfalls ein wichtiger Baustein. Es umfasst alle Entscheidungen, um die Liquidität zu sichern und zukünftige finanzielle Herausforderungen zu meistern.

Die gewählte Praxisform nimmt einen starken Einfluss auf die finanzielle Situation. Nicht ohne Grund gibt es den Trend, dass Einzelpraxen rückläufig sind. Gemeinschaftspraxen, Praxisgemeinschaften, medizinische Versorgungszentren oder Kooperationen und Netzwerke nehmen einen immer größeren Part im Gesundheitswesen ein, um ressourcenschonender und ökonomischer zu arbeiten. Der Einfluss auf die Finanzen ist enorm, bedenkt man, dass sich schon die Betriebskosten bei gemeinschaftlicher Nutzung der Räumlichkeiten und des Personals von zweierlei Ärzten für jeden einzelnen fast halbieren.

In der Wahl der Form stecken große Herausforderungen für das Finanzmanagement, da Abrechnungen teils sehr komplex werden.

Keine Managemententscheidung muss bei der Abrechnung der Leistungen mit den Patienten getroffen werden. Die durchgeführten Behandlungen werden nach einem vorgegebenen, komplexen System vergütet. Der Abrechnungswert ist für jede Leistung vorgeschrieben und standarisiert.

Das **Finanzmanagement** ist mit seiner Komplexität die Ebene mit den meisten Freiheitsgraden. Es gibt eine Vielzahl an Kostenfaktoren, auf die der Arzt und seine Praxis Einfluss nehmen können. Hierzu gehören zum Beispiel: Personalkosten, Miete Räumlichkeiten, Kauf oder Miete von Praxisgeräten, Energiekosten, Abschreibungen, Fortbildungskosten, Materialkosten oder Versicherungsprämien. All die Kosten, die in diesen Bereich anfallen, können durch Managemententscheidungen reduziert oder gesteigert werden. Investitionen können getätigt werden, um die Ausstattung der Praxis zu verbessern, die Qualität des Personals zu steigern oder die laufenden Kosten zu senken. All dies nimmt auch Einfluss auf die angebotene Leistung und somit die Zufriedenheit der Kunden/Patienten. Die Form der Leistungserbringung kann auch stetig geändert werden. So ist es möglich, als Arzt in einer Praxis selbstständig, angestellt, halbtags oder ganztags zu arbeiten oder Kooperationen einzugehen.

Die Entscheidungen im Finanzmanagement beeinflussen somit auch das Leistungs- und Kundenmanagement.

Weiter können einzelne Bereiche (z.B. Betreuung Homepage) outgesourced werden, um das eigene Personal zu schonen und in operative Aufgaben einzubinden oder es können Kooperationen eingegangen werden, um die eigene Praxis besser auf dem Markt zu positionieren. Bezugnehmende auf die Ausgangsfrage, welche der Ebenen die meisten Freiheitsgrade besitzt, lautet die Antwort: Das Finanzmanagement.

In den USA finden wir mit den „retail clinics" einen ganz anderen Klinikansatz, der ein vollkommen anderen Managementansatz beinhaltet. Im Folgenden wird die „retail clinic" näher betrachtet.

2 Grundlegende Aspekte von „retail clinics"

In den Vereinigten Staaten von Amerika ist das Interesse an „retail clinics" in den vergangenen zwei Jahrzehnten stark gestiegen. Es gab einen rasanten Anstieg der Klinikzahlen. Die erste „retail clinic" eröffnete im Jahr 2000 (Rand Corporation, 2016), 2009 betrug die Zahl der Kliniken bereits 1200, im Jahr 2018 waren es 2800 (Statista, 2020). Angeboten werden die medizinischen Leistungen zum Beispiel in Supermarkt- und Drogerieketten. Diese bieten dabei eine begrenzte Auswahl von medizinischen Leistungen an und bewerben diese. Das Motto der Werbestrategien ist dabei stets „schnell und günstig". Werbesprüche wie „You're sick. We're quick" sollen die Kunden ansprechen (Bohmer, 2007).

Es wird in der Zukunft eine weitere starke Zunahme der Kliniken erwartet. Der folgende Abschnitt betrachtet die „retail clinics" näher.

2.1 Definition „retail clinic"

Die „retail clinics" sind Kliniken, die sich in großen Einkaufszentren, Apotheken oder Supermärkten befinden.

Sie zeichnen sich vor allem durch die verlängerten Öffnungszeiten am Abend, sowie an Wochenenden aus. Ein weiteres Merkmal sind die kurzen Wartezeiten, optimale Erreichbarkeit im Alltag, sowie die Option, Leistungen ohne vorherigen Termin wahrnehmen zu können. Somit verspricht die „retail clinic" einen schnellen, unkomplizierten und kostengünstigen Zugriff auf medizinische Leistungen. Das Konzept hinter den „retail clinics" ist aus anderen Branchen bekannt.

Die Kliniken richten sich an bestimmte Zielgruppen, haben eine begrenzte Anzahl von Angeboten und Leistungen die sie durchführen und standarisieren diese in hohem Maße. Dies führt dazu, dass ein gewisses Level an Qualität bei geringen Kosten angeboten werden kann. Neben Behandlungen von kleineren gesundheitlichen Beschwerden bieten die Kliniken ebenfalls präventive Angebote an. Die Preise für Behandlungen und Leistungen sind meist Festpreise und somit transparent. Die Leistungen können im Alltag problemlos in Anspruch genommen werden.

Alle Merkmale führen auch zum „retail" Aspekt. „Retail" bedeutet Verkauf, „retail clinic" heißt übersetzt Einzelhandelsklinik. Die „retail clinics", beheimatet meist in Einzelhandels- und Supermarktketten verkaufen ihre Leistungen zu meist festgelegten Preisen und Konditionen. Die Tatsache, dass die Kosten vorher schon feststehen unterscheidet sie zur Hausarztpraxis, bei der die Leistung individuell aufgrund der geleisteten Behandlung berechnet wird.

Auch das Marketing und die Werbung für die angebotenen Leistungen sind an Prozesse im Einzelhandel angelehnt.

All dies führt dazu, dass die „retail clinics" in den vergangenen Jahren einen immer höheren Stellenwert im Gesundheitswesen eingenommen haben.

2.2 Entwicklung und aktuelle Situation „retail clinic"

Um die Entwicklung der „retail clinics" zu analysieren und zu verstehen, ist ein kurzer Einblick ins Gesundheitssystem der USA sinnvoll.

Im Gegensatz zu Deutschland gibt es in den USA keine umfassende Versorgung für alle medizinischen Fälle für alle Bürgerinnen und Bürger. Das System beruht vor allem darauf, dass sich die Bevölkerung über eine freiwillige private Absicherung versichert. Für ältere Menschen gibt es eine staatliche Unterstützung (Medicare), sowie für Menschen mit geringem Einkommen (Medicaid).

Dieses System führt dazu, dass viele Menschen ihre medizinischen Behandlungskosten selbst tragen müssen.

Ein weiterer Unterschied im Gesundheitssystem findet sich darin, dass die Bürger keine freie Arztwahl besitzen. Das „managed care" System führt dazu, dass jeder Bürger einen Arzt wählen muss, der im Netzwerk seines Versicherungsunternehmen oder des „medicare" oder „medicaid" Systems angeschlossen ist. Schölkopf & Pressel (2011) geben als Hauptproblem dieses Vorgehens an, dass keine flächendeckende Versorgung gewährleistet werden kann. Dies führe dazu, dass ein Großteil der Einwohner die Behandlungen dennoch selbst zahlen müsse. „Retail clinics" bieten hier inzwischen eine flächendeckendere und vor allem günstigere Variante. Dies führt zur Entwicklung der Kliniken und ihrer heutigen Situation.

Im Jahr 2000 eröffnete die erste „retail clinic" in den USA. Die Zahl ist jährlich stark steigend, so dass im Jahr 2018 bereits 2800 „retail clinics" im Land verteilt waren. (Rand, 2016).

Einzelhandelsunternehmen machen mit knapp 93% der Kliniken den größten Anteil auf dem Markt aus. (Rand, 2016)

Die Aufteilung zeigt, dass im Laufe der Entwicklung ein Großteil der Kliniken in den östlichen Bundesstaaten der USA beheimatet ist. Auffällig ist auch, dass fast 88% der

„retail clinics" in städtischem Gebiet zu finden sind (Rudavsky, Pollack & Mehrotra, 2009).

Auch die Inanspruchnahme der Kliniken nahm durch die steigende Klinikzahl deutlich zu. Im Jahr 2007 gab es auf 1000 Versicherte lediglich 0,6 Besuche bei einer „retail clinic" (Ärztezeitung, 2012), im Jahr 2015 waren es bereits 43,3 Bausche auf 1000 Versicherte (BCBS, o.J.).

Die starke Entwicklung und Ausbreitung führt dazu, dass inzwischen knapp 35% der ländlichen Bevölkerung maximal 10 Minuten von einer „retail clinic" entfernt wohnt. Diese einfache und schnelle Erreichbarkeit führt ebenfalls zu einer stetig wachsenden Nutzung der „retail clinics".

Inzwischen finden sich „retail clinics" sowohl in Apotheken, in Drogerie- und Supermärkten, Shopping Malls und sogar an Flughäfen. Somit ist die Abdeckung auch in der Fläche gewährleistet.

3   Leistungsmanagement von „retail clinics"

3.1   Strukturqualität „retail clinic"

Donabedian unterscheidet im Bereich des Qualitätsmanagements zwischen Struktur-, Prozess- und Ergebnisqualität. In diesem Abschnitt wird die Strukturqualität einer „retail clinic" anhand drei ausgewählter Aspekte genauer betrachtet und mit einer deutschen Arztpraxis verglichen.

Die Strukturqualität beschreibt die Rahmenbedingungen, welche für die medizinische Leistungserbringung gegeben sind. Die umfasst einerseits die personellen Ressourcen, die zur Verfügung stehen, andererseits die Arbeitsmaterialien, die Infrastruktur und finanzielle Mittel. (Zollondz, 2006)

Im Gesundheitssektor sind bei den personellen Ressourcen allen voran die Ausbildungen und Qualifikationen des Personals wichtig. Bei den finanziellen Rahmenbedingungen sind häufig die rechtlichen Gegebenheiten ein großer Faktor. Finanzierung des Systems, sowie rechtliche Bestimmungen zur angebotenen Leistung, spielen stets eine große Rolle. Eine gute Strukturqualität fördert das Erreichen einer guten Prozess- und Ergebnisqualität, da alle Voraussetzungen für ein erfolgreiches Durchführen der Leistung vorhanden sind.

Als erstes werden die Humanressourcen bei den „retail clinics" untersucht und mit den Arztpraxen in Deutschland verglichen. In den „retail clinics" ist größtenteils kein Arzt in der Klinik dabei, alle Behandlungen und Leistungen werden von „nurse practitioners" durchgeführt. Diese gleichen den Krankenpflegern im deutschen Gesundheitssystem. Somit steht in den „retail clinics" kein ausgebildeter Arzt zur Verfügung. Dies führt dazu, dass die Leistungen lediglich einfache medizinische Behandlungen umfassen.

Die deutschen Arztpraxen werden alle von einem ausgebildeten Arzt geführt. Die Approbation ist hier Voraussetzung für Ausübung des Berufs. Auch in den Arztpraxen in Deutschland sind Assistenten tätig, die keine Arztapprobation besitzen, diese unterstützen lediglich den ausgebildeten Arzt bei seinen Tätigkeiten.

Die infrastrukturellen Voraussetzungen im Rahmen der Strukturqualität sind ebenfalls unterschiedlich. Die „retail clinics" in den USA sind integriert in Supermärkte, Drogerien oder Apotheken, die bereits existieren und werden auch von diesen geführt.

Ein Arzt, der eine Praxis in Deutschland eröffnen möchte, muss sich selbst Praxisräume organisieren, in denen er dies ausüben kann. Hierfür gibt es verschiedene Modelle bis hin zum Teilen der Praxis mit einem weiteren niedergelassenen Arzt oder dem Arbeiten als Part eines medizinischen Versorgungszentrum.

Ein weiterer Aspekt ist die technische Ausstattung der Praxen. Die „retail clinics" führen nur einfache medizinische Behandlungen durch und sind dementsprechend nur für die standarisierten, einfachen Leistungen ausgestattet. Diagnosegeräte, oder ähnliches, für weitergehende, komplexe Untersuchungen oder Behandlungen stehen nicht zur Verfügung. Die deutschen Arztpraxen sind meist deutlich besser ausgestattet. Die Tatsache, dass hier auch EKGs/Langzeit-EKGs durchgeführt werden, oder weitergehende Untersuchungen, führen zur umfangreicheren Ausstattung. Dennoch gibt es auch in Deutschland die Fachärzte, welche nochmal deutlich spezifischer ausgestattet sind - beispielsweise die Radiologen mit Röntgengeräten oder MRTs für eine Kernspintomografie. Nichtsdestotrotz sind auch die Hausärzte in Deutschland meist vielseitig ausgestattet und können eine große Spanne an Untersuchungen und Behandlungen bereits anbieten, bevor eine Überweisung zu einem Facharzt, oder einer Klinik notwendig ist.

3.2 Leistungserbringung einer „retail clinic"

Im Folgenden schauen wir auf den Umfang der erbrachten Leistungen von „retail clinics".

Die Leistung wird an festen Standorten angeboten. Sie können an Supermärkten, Drogerien, Apotheken angeboten werden. Da in den „retail clinics" meist kein Arzt in die Versorgung involviert ist, sondern die Maßnahmen von Krankenschwestern/ -pflegern und anderem medizinischen Personal durchgeführt werden, sind die Kliniken auf einfache medizinische Leistungen, sowie Präventionsangebote spezialisiert (Scott, 2007).

Bei Bedarf kann eine telefonische Assistenz eines Arztes erfolgen (Bohmer, 2007). Die „retail clinics" bieten aber keinerlei komplexen medizinischen Behandlungen oder Operationen an.

Die Angebote sind standarisiert und verfolgen klaren Ablauforganisationen. Dies führt dazu, dass die Behandlungszeiten auf ein Minimum reduziert werden. Die Leistungen können daher ohne vorherige Terminabsprache in Anspruch genommen werden, die Wartezeiten liegen im unteren Bereich, da keine Behandlung lange dauert.

Die Behandlungen können wochentags bis in die späten Abendstunden, sowie am Wochenende gleichermaßen in Anspruch genommen werden (Mehrotra et al., 2009).

Ein weiteres Merkmal der Leistungserbringung ist die Tatsache, dass die Preise für die angebotenen Leistungen vorher einsehbar und somit transparent sind.

Wird die Angebotsspanne genauer betrachtet, so fällt auf, dass sich die „retail clinics" auf eine sehr geringe Anzahl von Behandlungen beschränken. Praktisch alle „retail clinics" in den USA behandeln Halsentzündungen, sowie Husten (100%), Hauterkrankungen (99,7%) und führen Impfungen durch (99%). Ein Großteil bietet ebenfalls Routineuntersuchungen und Screenings an (96%), Schwangerschaftstests (96%), sowie Allergiebehandlungen an (95%) (Rudavsky, Pollak & Mehrotra, 2009) Diese standarisierten Routinebehandlungen, welche nach Scott & Leifer (2011) in 7 Kategorien eingeteilt werden können, werden somit flächendeckend angeboten. Scott und Leifer nennen als Hauptbehandlungen der „retail clinics" zum einen die Infektionen der Atemwegen, sowie von Nasennebenhöhlenentzündungen. Bindehaut-, Rachen, sowie Ohrenentzündungen gehören genauso wie Harnwegsinfektionen und Impfungen zum Leistungspaket der Kliniken.

Weitergehende Behandlungen werden kaum angeboten. Zum Beispiel werden Verschreibungen von Medikamenten (1,6%) oder HIV-Tests (3%) nur ganz vereinzelt angeboten (Rudavsky, Pollack & Mehrotra, 2009).

Insgesamt ist die erbrachte Leistung deutlich simpler, als die von Arztpraxen und Krankenhäusern. Dies führt auch zu einer veränderten Kundenstruktur, sowie Abweichungen im Kundenmanagement, verglichen mit Arztpraxen und Krankenhäusern.

4 Kundenmanagement von „retail clinics"

Kundenmanagement umfasst alle Maßnahmen der Planung, Durchführung und Kontrolle, sowie Aufbau, Stabilisierung und Wiederaufnahme der Geschäftsbeziehung zu den Kunden (Bruhn, 2016)

Vor allem im Gesundheitssektor wird oft gefragt, ob der Begriff Kundenmanagement in diesem Zusammenhang richtig angewandt wird. Meist wird von Patienten gesprochen, welcher als Laie den Akteuren des Gesundheitswesen gegenübersteht. Um als Kunde wahrgenommen und definiert zu werden, müsste der Patient einen umfassenden Überblick über das Gesundheitssystem, sowie den Behandlungen haben, um daraufhin ebenfalls eine Entscheidung treffen zu können und einen ähnlichen Informationsstand zu haben, wie die ihm gegenüberstehenden Akteure.

Im Folgenden wird das Kundenmanagement der „retail clinics" betrachtet und ein Blick darauf geworfen, weshalb die Definition eines Kunden für die „retail clinics" durchaus zutreffend ist.

4.1 Zielgruppe einer „retail clinic"

Wie bereits angesprochen, weichen die Leistungen einer „retail clinic" von denen einer Arztpraxis oder eines Krankenhauses ab. Die Angebote sind standarisiert und einfach – es werden keine komplexen Behandlungen durchgeführt. Dies hat zur Folge, dass in einer „retail clinic" nur Menschen mit leichten Beschwerden eine Behandlung in Anspruch nehmen, oder aber präventive Maßnahmen wahrgenommen werden. Der Anteil der präventiven Maßnahmen beträgt gar 90% (Rand, 2016), während Behandlungen für akute Beschwerden bei nur 10% liegen.

Die Tatsache, dass keine komplexen Behandlungen durchgeführt werden, führt zu einer deutlich jüngeren Zielgruppe. Junge Erwachsene im Alter von 18 – 44 Jahren machen fast die Hälfte (43%) aller Besuche einer „retail clinic" aus. In Arztpraxen und Krankenhäusern macht diese Zielgruppe lediglich 23% aus. Dies ist vermutlich bedingt, da ältere Patienten meist komplexere Behandlungen in Anspruch nehmen müssen, die über das Angebot der „retail clinics" hinausgehen.

Ferner ist festzustellen, dass in den „retail clinics" lediglich 2/3 der Besuche über die Krankenkasse abgerechnet wurden, während der Anteil ansonsten bei knapp 90% liegt. (Rand, 2016)

Es könnte vermutet werden, dass dies aus dem Krankenversicherungssystem in den USA resultiert. Nicht jeder Bürger ist krankenversichert, es gibt ca. 47 Millionen nicht versicherte Bürger/innen (Ärzteblatt, 2007). Daraus ergibt sich, dass dieser Teil der Bevölkerung die Leistungen selbst bezahlen müssen. Einfache Behandlungen können in den „retail clinics" deutlich kostengünstiger in Anspruch genommen werden, was zur gesteigerten Inanspruchnahme dieser durch Nicht-versicherte führt.

Eine weitere Zielgruppe sind jene, die spontan „im Alltag" eine Leistung in Anspruch nehmen. Durch die Lage in zum Beispiel in Supermarktketten und den Fakt, dass es in „retail clinics" kaum Wartezeiten gibt, kein Termin notwendig ist und alles schnell durchgeführt werden kann, führt dazu, dass einige Leute vermutlich spontan die Leistung in Anspruch nehmen.

Insgesamt kann festgehalten werden, dass durch die Lage und das Angebot der Kliniken die Zielgruppe ehr jüngere Leute sind, sowie jene, die im Alltag spontan und aufgrund der guten Erreichbarkeit entscheiden, die Angebote der „retail clinic" wahrzunehmen. Darüber hinaus fallen noch jene Kunden in die Zielgruppe, die die „retail clinic" aufgrund ihrer geringen Kosten nutzen.

4.2 „retail clinic" – Kunde oder Patient?

Aufgrund der bisher gewonnenen Informationen betrachten wir die Frage, ob die Nutzer der „retail clinics" als „Patienten" oder als „Kunden" angesprochen werden sollten. Zwar geht man davon aus, dass im Rahmen des Gesundheitssystems von Patient gesprochen wird, dennoch trifft die Definition des Kunden bei einer „retail clinic" aus diversen Gründen besser zu.

Das Leistungsangebot einer „retail clinic" ähnelt dem eines Einzelhandels. Die Leistungen und Preise sind im Vorhinein klar definiert und das Angebot ist standarisiert. Somit kann der Kunde im Vorhinein einsehen für welche Leistung er sich entscheidet. Beim klassischen Arztbesuch wird zuerst eine umfangreiche Diagnose gestellt und aufgrund dieser werden die weiteren Behandlungsschritte festgelegt. Der Patient hat in diesem Fall nur geringfügigen Einfluss auf Leistungsumfang und Kosten.

Die „retail clinics" führen einen Großteil an präventiven Maßnahmen durch. Es kann vermutet werden, dass viele Kunden diese nutzen, da sie im Alltag die Möglichkeit haben und die Präventivangebote auf einer Leistungsübersicht im alltäglichen Setting sehen. Würden die „retail clinics" ihre Angebote an „Patienten" richten, so würden sich vermutlich viele Nutzer gegen einen Besuch dort entscheiden, da der Begriff „Patient" das Vorhandensein von Krankheit impliziert. Viele Nutzer präventiver Maßnahmen würden sich somit nicht angesprochen fühlen.

Die Zielgruppe, die mit diesem Angebotsmarketing erreicht wird, ist zum Teil auf den Erwerb von schnell verfügbarer und preisgünstiger Leistung fixiert. Ähnlich wie es in anderen Branchen praktiziert wird – beispielsweise bei Fast-Food Ketten. Dies ist ein weiterer Grund, den Begriff „Kunde" zu nutzen. Der Begriff „Patient" wird meist nicht mit schneller und kostengünstiger Leistung verbunden.

Als letztes Argument für die Begrifflichkeit „Kunde" ist der preisliche Wettbewerb. Zwar ist das Angebot bundesweit ähnlich und die Preise festgelegt, dennoch werben die „retail clinics" für ihr Angebot durch günstige Konditionen und stehen damit im Wettbewerb zu anderen Gesundheitsanbietern.

4.3 „retail clinic" – 3 Dimensionen von Wettbewerbsvorteilen

Es gibt diverse Vorteile, die die „retail clinics" gegenüber den Wettbewerbern im Gesundheitssektor bieten. Um diese zu analysieren wird das Modell der Wettbewerbsvorteile. (Meffert und Wolde-Lübke, 2017)

Die drei Dimensionen von Wettbewerbsvorteilen umfassen die Differenzierungsvorteile, Kostenvorteile und Zeitvorteile (Meffert et al, 2018b). Die Kategorien beschreiben wichtige Faktoren, die einen Anbieter attraktiver als einen anderen machen können, dadurch, dass sie bestimmte Vorteile bieten können.

Bei den **Differenzierungsvorteilen** sticht als erstes das reduzierte und einfache Angebot hervor. Die Leistungen sind klar formuliert und standardisiert, was dazu führt, dass der Kunde weiß, was die Leistung beinhaltet. Beim Arzt oder im Krankenhaus ist vorher nicht absehbar, welche Therapie gewählt wird und wie die Kosten dafür ausfallen werden.

Eine weitere Differenzierung stellen die Öffnungszeiten der „retail clinics" dar. Auch in den Abendstunden oder an Wochenendtagen sind die „retail clinics" erreichbar, während die anderen Gesundheitsbieter zu diesen Zeiten geschlossen sind.

Die sogenannten Markierungsvorteile können ebenfalls ein nicht zu unterschätzender Faktor sein. Die „retail clinic" Ketten sind meist über die Bundesstaaten verteilt und somit den Bürgern meist bekannt. Da das Angebot standarisiert ist, kann ein guter Ruf des „retail clinic" Anbieters dazu führen, dass die Leistung an den verschiedenen Standorten oft in Anspruch genommen wird. Bei den Arztpraxen und Krankenhäusern kann ist dem Nutzer vorher nicht bekannt, wie die Qualität der Leistung ist, da es keinen Vergleich mit einem weiteren Anbieter gibt. Die Qualität kann von Arzt zu Arzt oder innerhalb der verschiedenen Regionen abweichend sein. Somit kann das standarisierte Angebot der „retail clinics" zum Wettbewerbsvorteil werden.

Neben den Differenzierungsvorteilen gibt es die **Kostenvorteile**, die eine „retail clinic" von den anderen Anbietern abhebt.

Die standarisierten Angebote können den Kunden für einen deutlich geringeren Betrag angeboten werden, als dies bei anderen Gesundheitsanbietern der Fall ist. Dies liegt auch darin, dass die laufenden Kosten deutlich niedriger sind. Sowohl die Räumlichkeiten sind deutlich günstiger, da sie meist nur wenige Quadratmeter umfassen. Die reduzierte Ausstattung nimmt ebenfalls weniger finanzielle Ressourcen in Anspruch. Letzten Endes sind auch die Personalkosten für eine/n Krankenschwester/-pfleger deutlich geringer, als für einen Arzt.

All dies führt dazu, dass die Leistung für einen geringen Preis angeboten werden können und somit ein Wettbewerbsvorteil für die „retail clinics" darstellt.

Als letzter Baustein des Modells gibt es die **Zeitvorteile**. Hier besitzen die „retail clinics" einen klaren Vorteil gegenüber Arztpraxen und Kliniken. Dies beginnt damit, dass für eine Leistung kein vorheriger Termin abgeschlossen werden muss. Die Leistung kann spontan und ohne, oder mit nur geringer Wartezeit, in Anspruch genommen werden.

Auch die Durchführung der Behandlung oder der Leistung dauert meist nicht lange. Dies liegt am standarisierten Ablauf des Vorgangs. Der gesamte Prozess dauert lediglich wenige Minuten und kann in den Alltag – beispielsweise beim Einkauf – integriert werden.

Der geringe Zeitaufwand kann von keinem Wettbewerber – weder eines Arztes, noch eines Krankenhauses – so gewährleistet werden.

Insgesamt gibt es im Bereich des Kundenmanagements einige Vorteile, die die „retail clinics" aufweisen können, um sich so Marktvorteile zu schaffen. Neben der speziellen Situation beim Kundenmanagement kann auch das Finanzmanagement differenziert betrachtet werden.

5   Finanzmanagement von „retail clinics"

Das Finanzmanagement umfasst die Planung, Durchführung und Kontrolle von Finanzierungs- und Investitionsentscheidungen (Tiemann & Matusiewicz, 2017). Ziel ist es, die Liquidität des Unternehmens sicherzustellen und somit den langfristigen Erfolg zu gewährleisten (Schreyögg & Busse, 2017). Im Folgenden wird die Erlössystematik und Kostenstruktur genauer betrachtet.

5.1 Erlössystematik einer „retail clinic"

Beim Betrachten der Erlössystematik fällt besonders auf, dass den „retail clinics" im Vergleich zu anderen Akteuren im Gesundheitswesen kaum Regeln zur Finanzierung vorliegen. Dies ist ein Modell, was der freien Wirtschaft gleicht.

Die größte Einnahmequelle sind die Einnahmen durch die erbrachten Leistungen. Die Preise hierfür sind, wie bereits angesprochen, transparent und vor Leistungserbringung festgelegt. Laut Scott (2007) braucht eine „retail clinic" etwa 17 – 23 Kunden am Tag, um kostendeckend arbeiten zu können. Einige Kunden zahlen die Leistung selbst, andere können die Kosten von der Krankenversicherung übernehmen lassen, welche dann die Kosten trägt.

Die Preisgestaltung ist den „retail clinics" freigestellt. Die Leistungen werden aber überall für einen ähnlichen Preis angeboten.

Kapital wird auch von den Unternehmen zur Verfügung gestellt, welche die „retail clinic" führen und betreiben.

Zu Beginn des Booms zwischen 2000 und 2010 gab es kritische Stimmen, ob die „retail clinics" wirtschaftlich arbeiten könnten und zudem eine qualitativ gute Leistung anbieten. Im Laufe der Zeit legte sich diese Sorge allerdings und es wurde festgestellt, dass die „retail clinics" sich nicht groß von der Qualität der weiteren Gesundheitsanbieter unterscheidet.

5.2 Kostenstruktur einer „retail clinic"

Bei der Kostenstruktur werden alle anfallenden Kosten der „retail clinics" betrachtet. Wie bereits beschrieben sind die Kosten der „retail clinics" sehr gering – verglichen mit denen der Arztpraxen oder Krankenhäusern.

Kosten fallen einerseits beim Personal an – „nurse practitioners" bieten die Leistung an und verursachen somit deutlich geringere Kosten, als ein behandelnder Arzt. Auch ist die „retail clinic" meist nur durch zwei bis maximal drei Mitarbeiter/innen besetzt.

Die Räumlichkeiten sind ebenfalls ein Kostenfaktor. Die geringe Größe – meist lediglich zwischen 10m² und 25m² - führt zu geringen Mietkosten, oft ist zum Beispiel die Drogeriemarktkette der Betreiber und unterhält die Klinik somit in den eigenen Räumlichkeiten.

Das Material, sowie die Geräte, welche für die erbrachten Behandlungen und Leistungen erforderlich sind, machen einen weiteren Kostenfaktor aus. Auch dieser ist im Vergleich zu anderen Akteuren deutlich geringeren, da das Leistungsangebot simpel ist und nur einen geringen Material- und Geräteaufwand erfordert.

Laufende Kosten, wie beispielsweise die Energiekosten, sind ebenfalls zu beachten.

Ein großer Kostenpunkt vor Beginn der Inbetriebnahme der Praxis ist die Erbauung oder der Erwerb der Räumlichkeiten. Meist müssen bestehende Räumlichkeiten umgestaltet und renoviert werden, damit sie als „retail clinic" genutzt werden können. Ein einmaliges Budget von ca. 50.000 – 250.000 Dollar ist hierfür erforderlich. Laut Bachrach, Frohlich, Garcimonde & Nevitt (2015) können die Einnahmen nach einem Jahr allerdings bereits um die 500.000 Dollar betragen. Somit ist der Kapitaleinsatz nach nur geringer Zeit wieder erwirtschaftet.

6 Übertragung der „retail clinics" ins deutsche System

In den vorherigen Abschnitten wurde das System der „retail clinics" von organisatorischer und finanzieller Seite beleuchtet. Im folgenden Abschnitt wird besprochen, ob das Konzept ins deutsche Gesundheitssystem übertragbar wäre. Chancen werden beleuchtet und Schwierigkeiten diskutiert, um zu eruieren, ob eine Übertragung sinnvoll wäre.

6.1 Chancen & Schwierigkeiten bei der Übertragung

Das amerikanische und deutsche Gesundheitssystem sind von Grund auf anders aufgebaut und unterscheiden sich in vielen Aspekten.

In Deutschland hat sich das Gesundheitssystem über viele Jahrzehnte entwickelt und folgt klaren Strukturen und Abläufen. Das komplexe Gebilde wird durch Vorgaben und Gesetze vom Staat reguliert und gesteuert. Die Komplexität des ganzen Systems macht es schwierig, Innovationen umzusetzen und Änderungen herbeizuführen.

Das System der „retail clinic" ist in dieser Form nicht in Deutschland bekannt und unterscheidet sich grundlegend vom deutschen System. So übernehmen in Deutschland stets die Ärzte die Behandlung der Patienten und Aspekte der freien Marktwirtschaft sind im deutschen Gesundheitssystem praktisch nicht zu finden. Auch das Third-Party-Payer System ist nicht gänzlich für einen weiteren Akteur, wie eine „retail clinic" geschaffen und müsste für diese Klinikform überarbeitet werden.

Schwarzbach (2008) spricht davon, dass es eine grundsätzliche Verhaltensänderung aller Akteure geben müsse, um eine Umgestaltung durchsetzen zu können.

Zwar ist das Gesundheitssystem in Deutschland seit Jahren ein starker Wachstumssektor mit einer hohen wirtschaftlichen Bedeutung für das Land, was zwingend zu einer permanenten Anpassung führt – doch hat die Politik viele Instanzen geschaffen, um das Gesundheitswesen zu regulieren und das Wettbewerbsverhalten der Akteure auf dem Markt zu beeinflussen und zu beschränken.

Ein großer Faktor sind hier zum Beispiel die kassenärztlichen Vereinigungen, welche die ambulante Versorgung in den Regionen sicherstellen und dafür sorgen, dass es weder eine Über- noch Unterversorgung gibt. Diese Ordnung würde nicht mehr kontrollierbar sein, wenn „retail clinics" im Stile von Unternehmen in der freien Marktwirtschaft auf den Markt drängen und die ambulante Versorgung mit übernehmen.

Im Folgenden werden einige **Chancen** betrachtet, die eine Übertragung des Systems mit sich bringen würde.

Durch ihr Konzept könnten „retail clinics" die Krankenhäuser und Arztpraxen entlasten. Viele Patienten im deutschen Gesundheitssystem haben lange Wartezeiten für ihre Termine bei Ärzten – diese könnten erheblich gemindert werden, wenn Patienten für kleinere Behandlungen in die „retail clinics" gehen könnten. Dies könnte dazu führen, dass das System effektiver arbeitet und die ausgebildeten Ärzte und Kliniken sich mehr auf schwere Erkrankungen fokussieren können.

Die Barrieren, um das System zu nutzen wären deutlich geringer, da Wartezeiten deutlich verkürzt werden können und die Anbieter mit ihrer Lage in Supermarkt- und Drogerieketten meist gut erreichbar sind.

Die Systementlastung wäre auch eine Folge der längeren Öffnungszeiten der „retail clinics" – sowohl abends, als auch am Wochenende. In diesen Zeiträumen würden sie die Notaufnahmen der Kliniken entlasten, welche sich auch um ambulante Eingriffe kümmert, da die Hausärzte nicht verfügbar sind. Dies könnten die „retail clinics" in diesen Zeiträumen übernehmen.

Auch wäre eine flächendeckendere Versorgung leichter zu erreichen. Vor allem ländliche Regionen klagen über Unterversorgung von Ärzten und sind für angehende Ärzte unattraktive Arbeitsmärkte (SVR, 2014). Die „retail clinics" könnten das Problem lösen, da der Aufbau und Unterhalt dieser deutlich weniger finanzielle und personelle Ressourcen in Anspruch nimmt.

Ein weiterer positiver Aspekt könnte eine gesteigerte Inanspruchnahme von Präventionsangeboten sein. Nemec & Fritsch (2013) gehen darauf ein, dass Menschen aller Einkommensklassen immer mehr Wert auf Prävention legen und den eigenen Gesundheitszustand zunehmend pflegen. Die Leistungen in diesem Bereich wären in „retail clinics" leicht, sowie ohne Wartezeit und zudem kostengünstig zugänglich. Die Tatsache, dass die Angebote – z.B. Impfungen oder Vorsorgeuntersuchungen - im Alltag sehr einfach wahrgenommen werden können, würde vermutlich zu einer höheren Nachfrage führen, als wenn für diese Termine in Arztpraxen vereinbart werden müssen.

Insgesamt sehen wir, dass es durchaus einige Chancen gibt, die sich bei einer Systemübertragung öffnen würden.

Demgegenüber stehen die **Schwierigkeiten**, welche eine Übertragung verhindern könnten.

Ein großes Problem besteht aktuell in der Aufteilung der Aufgaben in Deutschland. Im Krankenpflegegesetz (KrPfG) ist klar geregelt, welche Aufgaben eine Krankenpfleger in Deutschland ausführen darf. Im deutschen System muss aktuell ein zugelassener Arzt die ambulante Versorgung übernehmen. Dies ist in der Zulassungsvoraussetzung für Vertragsärzte (§32) geregelt. Somit müsste die rechtliche Lage erst einmal verändert werden, damit die „nurse practitioners", wie sie im amerikanischen System genannt werden, die Leistungen in der „retail clinic" übernehmen dürfen.

Eine weitere Frage, die es zu klären bedarf, ist die des Finanzierungssystems. Gesetzliche und private Krankenkassen, sowie weitere Sozialleistungsträger sind für die Finanzierung der Versorgungsleistungen zuständig (Haubrock & Schär, 2009). Es wäre zu klären, wie die Leistungen durch die Kostenträger vergütet werden. Eine freie Preisgestaltung ist im aktuellen System nicht vorgesehen, so werden die Kosten über das Fallpauschalensystem vergütet und einzelne Behandlungen haben einen festen Vergütungspreis. Die Kostenübernahme durch Sozialleistungsträger führt auch zum nächsten Problem – den Patienten sind die Kosten einer Behandlung meist nicht bekannt, da diese durch die Träger übernommen werden. Somit können „retail clinics" durch ihren günstigen Preis nicht punkten, da die Patienten keinen Kostenvergleich durchführen. Gegebenenfalls würde ein Patient auch den Arzt dem Krankenpfleger vorziehen, da er eine höhere Qualität erwartet und die Kosten in beiden Fällen übernommen werden. Es müsste also ein Anreizsystem geschaffen werden, eine „retail clinic" zu nutzen.

Das letzte aufgegriffene Problem ist das der fragmentierten Versorgung. Seit langem wird in Deutschland versucht, die Versorgung über die verschiedenen Sektoren durch Kooperationen möglichst transparent und engmaschig zu gestalten. Dies geschieht beispielsweise über medizinische Versorgungszentren. Die „retail clinics" würden gegen dieses Modell arbeiten und die medizinische Versorgung wieder verzerren. Eine Patientennachverfolgung, beispielsweise durch Krankenakten, würde schlechter funktionieren und die Versorgungswege wieder undurchsichtiger werden.

Insgesamt kann festgestellt werden, dass vielen Schwierigkeiten auch eine große Zahl an Chancen gegenüberstehen. Aufgrund der anderen Gesundheitssysteme, die in den Ländern vorherrschen, würde eine Übertragung eine lange Zeit dauern und würde Änderungen auf allen Ebenen beinhalten.

6.2 Interessierte Akteure an einer Systemübertragung

Nachdem die Chancen und Schwierigkeiten der Übertragung ins deutsche System betrachtet wurden, gehen wir folgend auf die Frage ein, welche Akteure ein Interesse an einer Einführung des Systems haben könnten.

Zuerst analysieren wir die Berufsgruppen im Gesundheitssektor. Krankenschwestern und **Krankenpfleger** könnten ein gesteigertes Interesse entwickeln. Es würden vermutlich viele Arbeitsplätze für diese Berufsgruppe entstehen und es bestände die Möglichkeit in den „retail clinics" selbstständig die Patienten/Kunden zu betreuen und zu versorgen und nicht nur zu assistieren.

Auch **Ärzte und Kliniken** könnten aufgrund der gegebenen Chancen ein Interesse entwickeln. Die Übernahme von einfachen, akuten Behandlungen durch die „retail clinics", könnten sich die übrigen Akteure auf die übrigen Fälle fokussieren und ihre Ressourcen effektiver einsetzen. Die Struktur von Arztpraxen und Kliniken könnte angepasst werden, um eine effektivere Behandlung zu gewährleisten, da die einfachen Fälle in die „retail clinics" ausgelagert werden.

Bürger und Patienten könnten ebenfalls an einer Einführung interessiert sein. Geringere Wartezeiten, gute Lage und Erreichbarkeit der Anbieter, sowie kundenorientierte Öffnungszeiten wären Faktoren, die das System für die Bevölkerung interessant machen würden. Insgesamt würde der Zugang zur Leistung deutlich vereinfacht.

Genau wie auch in den USA wären große wirtschaftlich orientierte **Unternehmen im Einzelhandel** vermutlich an einer Systemrevolutionierung interessiert. Der Gesundheitssektor ist ein starker Wirtschaftszweig, welcher für die Unternehmen zusätzliche Gewinne auf einem neuen Markt generieren kann.

Darüber hinaus können auch **Apotheken** eine große Interessensgruppe darstellen. Die Apotheken übernehmen aktuell schon Beratungen und könnten ihr Leistungsspektrum kundenorientiert erweitern. Sowohl die Behandlung und Beratung, als auch die Verschreibung und Aushändigung von Medikamenten könnte aus einer Hand geschehen.

6.3 Vergleichbare Konzepte in Deutschland

Aufgrund der Strukturen in Deutschland wird das System der „retail clinic" nicht angewandt.

Die demographischen Strukturen haben allerdings in der Vergangenheit dazu geführt, dass einige Strukturmerkmale der Kliniken auch in Deutschland punktuell eingesetzt wurden.

So gab es einige Projekte, die auf die Erweiterung des Aufgabenspektrums eines/r Krankenpflegers- / Schwester abzielten. Das Projekt VERAH (Versorgungsassistenten der Hausarztpraxis) soll Angestellte einer Facharztpraxis dazu qualifizieren, Patienten sowohl im Rahmen der Praxis, als auch außerhalb der Praxis versorgen zu können und somit für eine Entlastung des Hausarztes zu sorgen (SVR, 2009).

Dieses und weitere ähnliche Projekte haben zur Folge, dass die Pflegekräfte nun getreu dem Modell in den „retail clinics" akute Behandlungen durchführen dürfen und können.

Ein weiteres Modell in der Praxis, welche Teilaspekte der „retail clinic" übernimmt, findet sich im Hürth Park. Das Einkaufzentrum in der Nähe von Köln bietet ein umfassendes Angebot aus einer Shopping-Mall, Lebensmitteldiscountern, Restaurants, sowie Arztpraxen. Der Besuch beim Arzt kann hier problemlos mit einem Einkauf oder einem Restaurantbesuch verbunden werden. Einziger Unterschied sind die organisatorischen Abläufe, die denen einer normalen Arztpraxis in Deutschland gleichen.

Der Trend, seine Arztpraxis in Shopping-Centern zu platzieren könnte auch in Deutschland ein zunehmender Trend werden. Aktuelle Umfragen des „Meinungsforschungsinstituts Civey" gaben fast die Hälfte (ca.45%) der befragten Ärzte an, sich vorstellen zu können, „mit ihrer Praxis in ein Shopping-Center oder Geschäftshaus zu ziehen" (Finanzwelt, 2020). Ähnlich viele Ärzte gaben an, dass die „Lage", sowie die „Erreichbarkeit" der ausschlaggebende Faktor für die Standortwahl sei. Diese Punkte sind im Shopping-Center positiv zu bewerten. Laut Hochrechnungen der Studie gäbe es ein Potenzial von 51.400 Ärzten, die ihre Praxis in ein Shopping-Center verlegen könnten (Finanzwelt, 2020).

Wir sehen somit im Land Entwicklungen, die den Strukturen der „retail clinics" folgen. Krankenpflegern soll durch einzelne Projekte mehr Verantwortung, sowie ein größeres Aufgabenspektrum ermöglicht werden – zudem besteht das Interesse, die Shopping-Center als Standorte der Praxen zu nutzen, so wie es in den USA bereits praktiziert wird.

Zusammenfassend kann gesagt werden, dass es durchaus möglich ist, ein ähnliches System in Deutschland einzuführen. Es gäbe vermutlich genügend Interessengruppen, welche das System unterstützen würden. Dennoch gibt es eine große Anzahl an Hindernissen, welche es vorher zu beheben gilt.

7 Literaturverzeichnis

Bohmer, R. (2007). *The Rise of In-Store Clinics? Threat or Oppurtunity?*. The New England Journal of Medicine, 356 (8), S.765 ff.

Busse, R. et al. (2017). *Management im Gesundheitswesen: Das Lehrbuch für Studium und Praxis (4.Auflage)*. Berlin: SpringerVerlag GmbH.

Deutsche Hochschule für Prävention und Gesundheitsmanagement (DHfPG). *Studienbrief Gesundheitsmanagement II*. Saarbrücken: Deutsche Hochschule für Prävention und Gesundheitsmanagement.

Dietrich, M. (2015). *Studienbrief – Gesundheitsmanagement II – Management des Gesundheitswesens*. Saarbrücken: Deutsche Hochschule für Prävention und Gesundheitsmanagement.

Drucker, P. F. (1954). *The practice of Management*. New York: Harper & Row.

Haubrock, M., Schär, W. (Hrsg.) (2009). *Betriebswirtschaft und Management in der Gesundheitswirtschaft (5. Auflage)*. Bern: Verlag Hans Huber.

Hungenberg, H. (2014). *Strategisches Management in Unternehmen*. Berlin: Springer-Verlag GmbH.

Mehrotra, A. et al. (2009). *The Cost and Quality of Care for Three Common Illnesses at Retail Clinics as Compared to Other Medical Settings*. An Intern Med.

Meffert, H., Wolde-Lübke, F. (2017). *Medizinökonomie Band 2: Unternehmerische Praxis und Methodik*. Wiesbaden: Springer Fachmedien

Nemec, S., Fritsch, H.J. (2013). *Die Klinik als Marke*. Wiesbaden: Springer Verlag

Rudavsky, R., Pollack, C. E. & Mehrotra, A. (2009). *The Geographic Distribution, Ownership, Prices, and Scope of Practice at Retail Clinics*. Annual International Medicine.

Schölkopf, M. & Pressel, H. (2014). *Das Gesundheitswesen im internationalen Vergleich. Gesundheitssystemvergleich und europäische Gesundheitspolitik (2. Auflage).* Berlin: Medizinisch Wissenschaftliche Verlagsgesellschaft.

Schreyögg, J., Busse, R. (2017). *Management im Gesundheitswesen.* Wiesbaden: Springer Verlag

Tiemann, O., Matusiewicz, D. (2017) *Finanzmanagement und Controlling in der Gesundheitswirtschaft. Medizinökonomie (2.Band): Unter-nehmerische Praxis und Methodik,* Wiesbaden: Springer Gabler

Wirtz, B.W. (2001). *Electronic Business (2.Auflage).* Wiesbaden: Betriebswirtschaftlicher Verlag.

Zolondz, H.-D. (2006). *Grundlagen Qualitätsmanagement: Einführung in Geschichte, Begriffe, Systeme und Konzepte.* München: Oldenbourg Verlag

BCBS (o.J.). *Retail Clinic Visitis increase despite use lagging among individually insured americans.* Abgerufen am 17.09.2020 unter https://www.bcbs.com/sites/default/files/file-attachments/health-of-america-report/BCBS.HealthOfAmericaReport.Retail.pdf

Bachrach, D., Frohlich, J., Garcimonde, A. & Nevitt, K. (2015). *Building a Culture of Health. The Value Propostion of Retail Clinics.* Zugriff am 18.09.2020 unter http://www.rwjf.org/content/dam/farm/reports/issue_briefs/2015/rwjf419415

Finanzwelt (2020). *Ärzte sind an Shopping-Centern interessiert.* Abgerufen am 20.09.2020 untern https://finanzwelt.de/aerzte-sind-an-shopping-centern-interessiert/

Gerste, R.D., Deutsches Ärzteblatt (Hrsg.) (2007). *Retail Health Clinics, Medizin aus dem Supermarkt.* Zugegriffen am 19.09.2020 unter https://www.aerzteblatt.de/archiv/57122/Retail-Health-Clinics-Medizin-aus-dem-Supermarkt

Preusker, U.K. (2012*). Zukunftsbranche Gesundheit – Neuer Ansatz: Ärzte im Gesund-heitskiosk.* Abgerufen am 17.09.2020 unter https://www.aerztezeitung.de/Politik/Neuer-Ansatz-Aerzte-im-Gesundheitskiosk-347345.html

Rand Corporation (2016). *The Evolving Role of Retail Clinics.* Abgerufen am 16.09.2020 unter https://www.rand.org/pubs/research_briefs/RB9491-2.html

Scott, M. K. (2007). *Health Care In The Express Lane: Retail Clinics Go Mainstream.* California Health Foundation. Zugriff am 20.09.2020 unter https://www.chcf.org/publication/health-care-in-the-express-lane-retail-clinics-go-mainstream/

Statista (2020). Number of Retail clinics. Abgerufen am 16.09.2020 unter https://www.statista.com/statistics/307264/number-of-us-retail-clinics/

8 Abbildungs- und Tabellenverzeichnis

8.1 Abbildungsverzeichnis